Dr Henry TRIAUD

Radiothérapie

ET

Cancer du Sein

RADIOTHÉRAPIE

ET

CANCER DU SEIN

RADIOTHÉRAPIE

ET

CANCER DU SEIN

PAR

Le Docteur Henry TRIAUD

LYON
IMPRIMERIES RÉUNIES
8, RUE RACHAIS, 8
1907

A MA GRAND'MÈRE

Bien faible hommage de ma profonde reconnaissance et de mon affection.

A MON PÈRE ET A MA MÈRE

A MES FRÈRES ET SŒURS

A MES PARENTS

A MES AMIS

A mon Président de Thèse

MONSIEUR LE PROFESSEUR SOULIER

A MES ASSESSEURS

Arrivé au terme de nos études, il nous reste à remplir un devoir bien doux, c'est de témoigner notre reconnaissance à tous ceux qui, par leurs enseignements nous ont préparé à la carrière médicale.

Nous tenons à remercier tout particulièrement :

Monsieur le professeur SOULIER, *qui a bien voulu nous faire l'honneur d'accepter la présidence de notre thèse.*

Monsieur le professeur BONDET *qui, par son enseignement pratique et son cœur toujours plein de clémence pour les jeunes, a su nous attirer à lui et nous faire trouver agréables les débuts si arides de la visite hospitalière.*

Monsieur le professeur JABOULAY, *dans le service duquel nous avons puisé un enseignement chirurgical aussi complet que possible.*

Monsieur le docteur BRISSON, *médecin des hôpitaux, qui, à ses cliniques, nous a témoigné une attention toute particulière.*

Messieurs les docteurs GONNET *et* TRILLAT *qui, lors de nos stages à la clinique obstétricale nous ont toujours conseillé et fait travailler avec une bienveillance toute spéciale.*

M. le docteur Barjon, *médecin des hôpitaux, nous a inspiré notre sujet, et, malgré ses nombreuses occupations, nous a toujours accueilli avec bienveillance. Il n'a épargné pour nous ni son temps ni ses conseils; nous le prions d'accepter, ici, l'hommage de notre profonde gratitude et de notre grande reconnaissance.*

Monsieur le docteur Débrousse-Latour, *comme oncle et vieux praticien, nous a toujours comblé de ses judicieux avis tout le temps de nos études, et nous a fait profiter de sa longue expérience. Nous sommes heureux de cette occasion pour l'en remercier et l'assurer de notre reconnaissance, ainsi que de notre amitié.*

Nous ne saurions terminer sans remercier notre ami, le docteur Schmitt, *qui a bien voulu, à ses rares loisirs, se charger de la correction de nos épreuves. Nous l'assurons de toute notre sympathie et de notre sincère reconnaissance.*

Nous prions tous nos maîtres des hôpitaux de croire à notre gratitude et à notre souvenir fidèle et respectueux.

CHAPITRE PREMIER

CONSIDÉRATIONS GÉNÉRALES

L'emploi de la radiothérapie comme moyen de guérir le cancer, remonte à un Lyonnais, Despeignes, en 1896.

Les nombreux travaux et le grand nombre d'observations publiés depuis, permettent de se faire une opinion sérieuse sur ce genre de traitement et d'en apprécier sa valeur.

Sans doute, les rayons de Roentgen ont une action indubitable et certaine. Ils restent encore, à l'heure actuelle, parmi les agents modificateurs, un des plus puissants qui puisse être utilisé en thérapeutique.

Il est incontestable qu'ils ont donné et donnent encore des succès merveilleux et inespérés. Mais ont-ils répondu réellement à l'espoir qu'ils avaient fait naître ? Pouvons-nous dire que la radiothérapie est un traitement radical du cancer ?

Nous avons pensé qu'il serait intéressant d'étudier cette question d'un peu près, et de faire le bilan des résultats, bon ou mauvais, obtenus dans ces dernières années.

Pour ne pas nous égarer en une discussion oiseuse et

stérile, qui serait inévitable avec l'ampleur du sujét, nous nous limiterons et ne nous occuperons ici que du *cancer du sein*.

Ce cancer est un des plus communs et un des mieux connus au point de vue de son évolution clinique et de sa thérapeutique chirurgicale; il nous semble qu'il est le plus apte à fournir une étude fructueuse et une discussion instructive.

Les nombreux cas de cancer du sein qui ont été soumis au traitement radiothérapique, ne l'ont pas tous été au même moment de leur évolution, ni dans les mêmes conditions. En effet, selon les cas, on avait une tumeur à marche lente ou rapide, à tendance à l'extension ou à la généralisation, de malignité plus ou moins grande, évoluant sur un terrain plus ou moins résistant.

Pour cette étude, il nous faut donc faire une sorte de classement, et étudier l'action des rayons de Roentgen:

1° Sur des tumeurs primitives opérées chirurgicalement, leur action n'étant dans ce cas que préventive, et ayant pour but d'empêcher une récidive.

2° Sur des récidives opérées.

3° Sur des récidives jugées inopérables par le chirurgien.

4° Sur des tumeurs déclarées inopérables, soit à cause de l'âge de la malade, soit à cause de sa constitution, soit qu'un refus formel ait empêché le chirurgien d'intervenir et d'apporter un soulagement à peu près certain.

Mais, avant d'aborder cette étude détaillée, il nous faut poser une question capitale: « La radiothérapie doit-elle être considérée à l'heure actuelle comme une méthode de traitement curative et spécifique du cancer ? Peut-elle à elle seule guérir un cancer du sein ?

La question de la curabilité est en effet la plus importante et celle qui doit dominer ce modeste travail.

Nous croyons pouvoir répondre par la négative, et nous espérons pouvoir le prouver. Nous discuterons les arguments pour et ceux contre, qu'ils soient cliniques, radiologiques ou histologiques, et analyserons soigneusement les observations que nous avons pu recueillir.

Nous verrons ensuite quel est l'emploi qui doit être fait des rayons de Roentgen, suivant les divers cas de cancer du sein.

CHAPITRE II

LA RADIOTHÉRAPIE GUÉRIT-ELLE LE CANCER DU SEIN ?

En lisant les nombreuses observations publiées sous le titre de « guérison », on pourrait croire, en effet, que le cancer est réellement guéri par les rayons X. (Observations XXI, XXV, XXVI, XXVII.)

Dans l'observation XXI, on a affaire à une tumeur inopérable, et nous verrons plus loin combien peu grandes sont, dans ces cas, les chances de guérison. Du reste, on ne nous dit pas ce qu'est devenue la malade, et si elle n'est pas morte depuis, d'une généralisation cancéreuse.

Nous croyons que le docteur Mondain s'avance un peu trop en disant que la radiothérapie est, « à l'heure actuelle, le traitement de choix pour le cancer ». Nous dirons plus loin que tel n'est pas notre avis.

Dans l'observation de Vigouroux (XXV), présentée par M. Cornil à l'Académie de médecine, l'examen histologique manque, et il est permis de douter de la guérison *durable* d'un néoplasme qui a duré huit ans chez une femme de 42 ans, et qui a guéri sans généralisation aucune.

D'ailleurs, à la même séance et à propos de ce cas, Labbé fait observer que cette femme devait être atteinte très probablement d'une de ces variétés de néoplasmes bénins encapsulés (fibro-adénomes, tumeurs adénoïdes), que nous savons possibles de s'éliminer spontanément à une certaine période de leur évolution.

Nous ferons la même critique à propos de l'observation de Thousey (observation XVII), publiée dans le *Medical Record.*

L'observation XXVI, nous montre une malade qui a été traitée par les rayons X sur une récidive.

Sprecher nous dit que sa malade part dans un état local et moral satisfaisant, mais il ne nous dit pas, lui non plus,. ce qu'est devenue sa malade, depuis.

D'autre part, Sprecher a agi sur une récidive, et l'on peut plus facilement espérer non une guérison, mais une amélioration.

Nous dirons la même chose à propos de l'observation XXIII, de Biraud.

Dans l'observation XXII, publiée par M. Bergonié, le 22 mai 1904, il s'agit d'un adénome kystique du sein, type que nous savons à peu près sûrement guéri par la radiothérapie, car ces tumeurs ne présentent pas les caractères de malignité des vrais cancers.

De même, dans le cas de néoplasie à forme lente présenté par M. Béclère à la Société médicale des hôpitaux, le 26 octobre 1906, l'examen histologique de Ménétrier a montré que les éléments constitutifs de la tumeur étaient beaucoup plus voisins du type des adénomes que de celui des épithéliomes.

Enfin, ces jours derniers (7 janvier 1907), Lassar (de Berlin), présentait un cas de cancer du sein récidivé, guéri par la radiothérapie. Mais, aussitôt, Zandeck, le chirurgien traitant qui avait pratiqué la première intervention, se levait pour contester le diagnostic de cancer, l'examen histologique de la tumeur enlevée n'ayant pas été suffisamment probant.

Ces quelques considérations prouvent combien l'on a tort de mettre le titre de « guérison » au-dessus de telles observations, qui sont en très grand nombre dans la littérature médicale.

Il est évident que n'importe quel radiothérapeute peut, à un certain moment du traitement, montrer un malade très amélioré et laisser prévoir une guérison à bref délai. De même, en publiant des résultats immédiats, souvent merveilleux, on pourrait faire croire à de vraies guérisons; mais il faudrait revoir le malade et savoir ce qu'il est devenu après quelques mois, un an ou deux ans. Nous aurions, de cette façon, très bien pu mettre le titre de guérison en tête de nos observations I, II, III, VI, par exemple, mais nous ne l'avons pas fait parce que, nous rangeant à l'avis de plusieurs maîtres, nous disons comme Williams, électrothérapeute au West-Hospital, de Londres: « Soyons sobres dans l'emploi du mot « guérison », dans les cancers du sein traités par les rayons X, où l'on a seulement obtenu un arrêt; « soulagement » est plutôt le terme à employer en toute loyauté ».

Soulagement, amélioration, sont bien là, en effet, les expressions que l'on trouve fréquemment en lisant les observations sérieuses.

Si l'on trouve quelques observations en faveur de la guérison du cancer par les rayons Roentgen, combien est grand le nombre des observations négatives ou douteuses (observations VII, VIII, XI). Combien grand aussi le nombre de cas où l'on constate une récidive ou une généralisation mortelle, après un arrêt qui avait donné l'illusion d'une vraie guérison.

Telle, par exemple, notre observation XVIII, qui, en 1905, lors de la fin du traitement, aurait pu faire croire à une guérison, montre, publiée en 1906, un échec de la radiothérapie. La malade est morte chez elle, très faible, amaigrie, sans souffrir, sans nouvel accident au sein; cependant, le cancer est bien la cause de cet amaigrissement; on pourrait dire qu'elle est morte de cachexie cancéreuse.

De même, notre observation VI nous montre, le 18 novembre 1905, un très bon succès obtenu avec les rayons Roentgen dans un des cas les plus favorables pour leur application. Or, nous avons appris que, le 25 juin 1906, cette malade était morte avec des paralysies étendues du côté des membres.

Est-ce qu'il y a une relation évidente entre son ancien cancer et cette paralysie ? Nous n'osons l'affirmer. Cependant, nous ne sommes pas loin de penser que la maladie cancéreuse y est pour quelque chose, et n'osons publier cette observation avec le titre de guérison.

Les observations VIII, XII, XIII et XIV, et beaucoup d'autres, ne nous apportent que des insuccès, et font prévoir un terme fatal à plus ou moins longue échéance.

Pour quelle raison la radiothérapie n'est-elle pas curative dans le cancer du sein, tandis qu'elle est si merveilleuse pour la plupart des épithéliomas cutanés ?

En effet, Perthes (de Leipzig), dit au 33e Congrès allemand de chirurgie, à Berlin, en 1904, qu'il a traité vingt-neuf cas de cancers par les rayons X.

Comme résultat, il a eu, sur treize cas, qui étaient des cancers de la peau, douze guérisons complètes et un échec, mais cependant avec forte amélioration du malade; tandis que, sur seize cas de cancers de la langue, de la bouche et du sein, il *n'a pas obtenu une seule guérison.*

La raison vient de ce que les épithéliomas cutanés ont sur le cancer du sein un double avantage: 1° une malignité moindre, une marche lente avec peu de tendance à la généralisation et à l'infection ganglionnaire; 2° une situation superficielle, se prêtant admirablement à l'absorption des rayons.

Le cancer du sein présente au contraire une malignité plus grande, il évolue vite. Les ganglions axillaires et probablement aussi des résaux lymphatiques que ni l'œil ni le doigt ne peuvent percevoir, sont rapidement envahis par l'infection cancéreuse.

D'autre part, les lésions cancéreuses sont profondément situées, cachées sous des plans musculaires, noyées dans des masses adipeuses, et souvent inaccessibles aux rayons X.

Il semble, en effet, que le rôle utile des rayons X soit très vite limité en profondeur; les auteurs sont plus ou moins sévères sur l'évaluation de cette pénétration.

Ainsi Béclère (*Société de dermatologie et syphiligraphie*, 1er décembre 1904), dit qu'à « une profondeur de quatre ou cinq centimètres, le nombre des rayons absorbés n'est plus que le *quart* de ceux qui arrivent à la peau ».

Bissérié, à la même époque, dit que « l'interposition de trois centimètres de tissu musculaire suffit à diminuer de moitié le nombre des rayons allant à la tumeur ».

Lassar, plus sévère, estime qu'ils ne dépassent pas un centimètre au-dessous de la peau. Enfin, Unger, au Congrès de Berlin en 1905, croit que l'action curative des rayons Roentgen ne peut s'exercer à plus de cinq millimètres de profondeur.

A l'appui de l'action négative de la radiothérapie sur les tumeurs profondes, Pautrier dit pouvoir apporter un certain nombre de faits. En particulier, un cas où il a trouvé, après un traitement radiothérapique sur tumeur du sein, « une *masse* du volume d'un œuf de pigeon, qui n'avait subi aucun changement ». (Soc. dermat. et syphil., 15 mars 1906.)

Cette masse était située profondément; on l'enleva et on la reconnut, au microscope, être un carcinome « nullement altéré », avec des cellules ne présentant nulles traces de dégénérescence, et un tissu épithéliomateux parfaitement vivant.

Nous pouvons citer d'autres exemples, où l'on voit que les résultats fournis par l'examen histologique des tumeurs du sein, après de nombreuses expositions aux rayons X, sont négatifs.

Pautrier a constaté encore l'intégrité d'un néoplasme profond, après absorption de 60 H en quatre mois.

Le même auteur (*Bull. méd.*, avril 1905), a fait enlever chirurgicalement un noyau profond, qui résistait à l'influence des rayons X, et l'a soumis à l'examen histologique.

La coupe prélevée portait sur un fragment qui se trouvait à sept centimètres de profondeur. Au microscope, elle montre « un carcinome caractéristique, non altéré (grosses masses formées de cellules épithéliales). On ne trouve aucune trace de dégénérescence. La couche basale est absolument normale, et ne montre aucune tendance à se disloquer, à s'émietter; on ne trouve aucune des lésions qu'on observe dans les épithéliomas traités par la radiothérapie et en voie de guérison ».

Enfin, Tuffier (*Société chirurgicale*, 30 nov. 1904), dit à propos de l'influence des rayons X sur les cancers du sein: « Les cancers non ulcérés, lorsqu'ils siègent en pleine glande, ne sont pas modifiés très sensiblement ». Plus loin, le même auteur ajoute: « Ces noyaux *cutanés*, et surtout les noyaux *secondaires cutanés*, disparaissent très rapidement ».

Lorsque l'on fait agir les rayons X sur un squirrhe du sein, par exemple, on voit la partie superficielle de l'ulcération perdre peu à peu ses caractères d'épithélioma, et être remplacée par une surface bourgeonnante de bon aspect. En peu de temps, un épithélium normal se forme, et une cicatrice lisse remplace bientôt l'ulcération.

Mais cette guérison réelle, ou mieux, apparente, n'est que superficielle. Rien ne prouve que les parties profondes aient toujours subi la même évolution favorable.

Plusieurs preuves, en effet, nous en sont données, entre autres une par M. Borrel, qui, sur une de ces cicatrices d'un noyau secondaire en apparence guéri, a trouvé à la partie profonde des noyaux cellulaires cancéreux. Chez une autre malade, M. Pautrier a trouvé une infiltration cancéreuse de la région profonde d'un tissu cicatriciel guéri.

Péraire (*Presse médicale*, 7 juillet 1906), trouve que l'on doit réserver le traitement radiothérapique aux ulcérations superficielles de la peau, mais que, pour les régions profondes, on a le plus souvent un résultat négatif. A l'appui, il présente un cas d'épithélioma tubulé du sein, traité pendant dix mois par les rayons X, puis qu'il a opéré en 1905. L'examen histologique de la tumeur enlevée a été pratiqué par le professeur Cornil, qui a répondu qu'elle ne différait en rien des épithéliomas tubulés du sein, non traités. « J'ai examiné, dit-il, deux cas d'épithéliomas tubulés alvéolaires, traités sans succès par la radiothérapie; il n'y avait aucune différence d'avec un cancer non irradié. Sur la peau de ces deux seins, j'ai pu constater les lésions récentes et anciennes causées par les rayons X, la pigmentation du tissu conjonctif des papilles, l'amincissement des couches épidermiques, la nécrose de la surface de l'épiderme et du réseau papillaire de la peau en train de s'exfolier, et séparée du derme par un sillon inflammatoire d'élimination. Sur l'une des pièces, les papilles cutanées au niveau du mamelon rétracté étaient envahies par le cancer, jusqu'au-dessous de l'épiderme ». (La radiothérapie avait cessé depuis deux mois.)

Walther (*Soc. de chir.*, 27 février 1906), présente deux cas dans lesquels les rayons X ont réellement influencé la tumeur assez profondément. Voici les constatations qu'il fit dans le premier cas, lors de la cessation du traitement radiothérapique.

« La malade est une femme âgée de 73 ans, à qui, vu

son grand âge et l'existence d'une lésion mitrale, on avait refusé l'opération chirurgicale. Le sein n'est plus qu'une masse de tissu conjonctif fibreux avec rares noyaux épithéliaux. Les noyaux sont légèrement rétractés. On observe la *dégénérescence graisseuse* des ganglions, l'état *atrophique* de certaines cellules épithéliales, et une *sclérose* limitée à cet organe. »

Pour le second cas, il dit avoir constaté « un chorion très fibreux envoyant des prolongements dendritiques intra-canaliculaires.

« La région glandulaire contient un certain nombre de kystes, dont le contenu est un mélange de substance *fibrineuse et mucoïde* ». Dans la coupe intéressant la partie profonde de la tumeur, la presque totalité des cellules montre « un protoplasma plus ou moins rétracté; la cavité des alvéoles est en partie remplie par une substance vaguement fibrillaire, les cellules néoplasiques se trouvent refoulées au centre ou sur l'un des côtés ».

Il y a une forte dégénérescence graisseuse dans les cellules néoplasiques des ganglions.

Donc : dégénérescence des cellules épithéliales, envahissement de la tumeur par la graisse, étouffement du tissu néoplasique par la *sclérose*, telles sont les modifications histologiques heureuses obtenues par Walther.

Ce résultat n'a pas été, malgré tout, très brillant, car il fut obligé de faire l'amputation du sein, le curage de l'aisselle et l'ablation du grand pectoral, chez ses deux malades.

Tous ces faits nous prouvent amplement que les rayons X deviennent tout à fait insuffisants dès que l'on veut les faire agir à une certaine profondeur. Les lésions superficielles sont en général améliorées, mais il n'en est pas de même des lésions profondes, lorsqu'il y a interposition des téguments et des muscles.

En utilisant les rayons Roentgen pour les lésions profondes et en persistant dans leur application, on peut produire des lésions graves de la peau, des dermites aiguës très fortes, sans, pour cela, modifier d'une façon appréciable les lésions cancéreuses sous-jacentes.

Ces résultats négatifs tiennent-ils à la technique employée ? Sont-ils dus à une mauvaise source d'électricité ou à des appareils de production défectueux ? Est-ce que les ampoules employées, la durée des séances, la qualité et la quantité des rayons émis sont autant de facteurs qu'il faille incriminer ?

Nous ne le croyons pas. La technique ne semble pas avoir une part prépondérante. Séances courtes et rapprochées, doses minimes et espacées, emploi d'ampoules variées, dures ou molles, ont abouti sensiblement aux mêmes résultats impuissants.

Certains auteurs ont associé la Roentgenthérapie à certaines substances médicamenteuses, sans beaucoup plus de succès.

Barbarin (*Presse médicale*, 7 juillet 1906), parle d'une malade qu'il a traitée par la radiothérapie pour une récidive de cancer alvéolo-tubulé du sein droit, en 1905. Il faisait en même temps des applications locales de chlorate de magnésie, et lui en donnait à l'intérieur. La malade a, dit-il, parfaitement guéri.

Doit-on mettre cette amélioration sur le compte du chlorate de magnésie ? C'est peu probable. La radiothérapie a été certainement le facteur principal. Mais le résultat a-t-il été définitif ?

Morelle (*Arch. électr. méd.*, 10 juin 1904), conseille l'association des rayons X avec la pommade à l'acide pyrogallique et avec des injections sous-cutanées d'arsenic ou de toxines.

M. Gauthier (de Lyon), s'appuyant sur les recherches de Morton, sur l'histofluorescence des tissus, a essayé de traiter certains néoplasmes par la quinine, associée aux rayons Roentgen. La quinine était employée directement sur le cancer lorsqu'il s'agissait d'une lésion ulcérée et superficielle; elle était employée en injections sous-cutanées dans les autres cas. On attendait pour faire agir les rayons X que la fluorescence de la tumeur ait lieu, c'est-à-dire que cette dernière soit imprégnée de quinine dans sa totalité.

De cette façon, M. Gauthier agissait de deux manières à la fois sur le néoplasme, par l'action élective des rayons Roentgen et par l'action antiseptique de la quinine fluorescente.

Les résultats obtenus n'ont pas été brillants; sur cinq cas ainsi traités, il y a eu trois échecs et deux morts.

L'association de la Roentgenthérapie aux substances médicamenteuses n'a donc pas donné mieux que l'emploi de la radiothérapie pure.

Il est possible que l'on puisse arriver plus tard, par les progrès qui se font journellement, à obtenir des rayons plus puissants, plus pénétrants, plus actifs dans la profondeur, mais on ne saurait *actuellement* admettre la valeur curative de la radiothérapie dans le cancer du sein.

Du reste, quelle est la méthode qui pourrait revendiquer ce privilège ? Le bistouri, lui-même, qui semble être ce qu'il y a encore de mieux, ne met pas à l'abri des récidives ou des généralisations.

Mais si la radiothérapie n'a pas d'action curative sur le cancer du sein, peut-elle être dangereuse ? Y a-t-il de gros accidents à redouter de son emploi ?

CHAPITRE III

ACCIDENTS DUS A LA RADIOTHÉRAPIE

Nous ne parlerons pas ici des accidents généraux et multiples dus à l'emploi prolongé des rayons X. Ces dangers, tous les radiothérapeutes y sont exposés, aussi bien que leurs malades, et ils ont été décrits plusieurs fois déjà en de nombreux ouvrages écrits de main de maître. Du reste, ces accidents, radiodermites, ulcérations, nécroses, radionévrites de M. Gaucher, peuvent être très atténués, sinon complètement évités, par une technique soigneuse et une mensuration aussi exacte que possible des rayons employés.

Nous voulons parler d'accidents plus graves, agissant sur l'état général et sur l'évolution de la maladie.

Oudin est, de tous les auteurs, celui qui a le plus insisté sur ces accidents.

Le 15 mars 1906, à la Société de dermatologie et syphiligraphie, il dit avoir traité trois malades par la radiothérapie, et les avoir vu mourir de cachexie: « Ces malades ne présentaient tout d'abord aucune trace de généralisation. Leur état général était aussi bon que possible, et de suite après la radiothérapie, il est devenu mauvais; des tumeurs abdominales ont apparu et évolué avec une rapidité extrême; la fièvre s'est allumée, et des malades que j'espérais guérir en raison de leur excellent état général, sont morts cachectiques en quelques semaines ».

M. Béclère attribue la fièvre à une résorption qui aurait des toxines comme facteur principal.

Cela seul, encore, peut suffire pour prouver combien sont peu curateurs les rayons X dans les cas de « cancer du sein ». Notre observation XVIII nous a donné un décès par cachexie après une guérison qui semblait cependant être réelle.

M. Gauthier (de Lyon), a traité par les rayons X une femme atteinte d'un squirrhe du sein, qui est morte avec généralisation aux côtes après onze séances quotidiennes de dix minutes chacune.

M. Villard (*Soc. méd. de Lyon*, 24 octobre 1904), dit avoir observé sur quelques sujets cancéreux soumis aux rayons X une rapide généralisation ganglionnaire en même temps que la régression de la tumeur.

Nous pourrions citer également des cas où il y a eu greffes à distance, coup de fouet donné à la tumeur locale, intoxication par résorption.

Ne pourrait-on pas éviter plusieurs de ces accidents ?

Oui, dans une certaine mesure, en tenant compte du temps qui doit séparer les séances.

En effet, sous l'influence des rayons X, les tumeurs malignes régressent, leur volume diminue, elles ramollissent, mais alors que deviennent ces tissus cancéreux, sous quelle forme sont-ils résorbés ? « Ont-ils perdu, dit Oudin, leur virulence, ou bien devons-nous craindre les voir véhiculer des germes morbides par tout l'organisme, provoquant une généralisation miliaire ou des foyers viscéraux secondaires. »

Pour cet auteur, la résorption est probable, mais avec une virulence atténuée des produits résorbés. Dans ce cas, l'organisme peut arriver à les détruire et à les éliminer assez rapidement, à condition que leur quantité ne soit pas trop grande, ni trop fréquemment renouvelée.

En effet, Oudin dit avoir souvent remarqué chez des cancéreux, après une séance radiothérapique, certains troubles tels que vomissements, courbature, fatigue, insomnie, inappétence. Ces troubles duraient généralement 46 heures au maximum, pour recommencer après une autre série de séances, ou après une seule séance, selon l'espace de temps laissé entre elles.

Il ne faut donc pas se laisser séduire par une amélioration locale pour rapprocher les séances. Il faut, entre chaque séance, laisser à l'organisme « le temps d'éliminer les produits résorbés ».

Haret (*Sem. méd.*, mars 1905), chez trois femmes traitées par la radiothérapie, pour des néoplasmes non ulcérés du sein, a vu apparaître des phénomènes de nature toxémique (lassitude, vertiges, palpitations, anorexie, insomnie, etc.). Ces malaises apparurent au moment où, sous l'influence du traitement, la tumeur commençait à diminuer de volume, et il les attribue à l'absorption d'une toxine résultant de la fonte des cellules néoplasiques.

Donc : que ce soit une intoxication par résorption, une généralisation ou un coup de fouet à la tumeur, il est indéniable que les rayons X ont souvent des effets désastreux.

Il est certain, aussi, que bien des faits de généralisation, se produisent en dehors de la radiothérapie. Souvent, si l'on examinait bien son malade avant de commencer le traitement, on dépisterait déjà des signes non douteux de généralisation.

Devons-nous pour cela rejeter la radiothérapie comme traitement du cancer ?

Non. Ces faits doivent seulement nous rendre prudents dans la pratique, et à ce point de vue les applications de doses fortes et espacées semblent préférables aux séances fréquentes et de moindre intensité.

Ainsi prévenus, il nous est maintenant facile de déduire les indications de la radiothérapie dans le cancer du sein.

CHAPITRE IV

QUAND ET COMMENT DOIT-ON EMPLOYER LA RADIOTHÉRAPIE COMME TRAITEMENT DU CANCER DU SEIN

Il nous faut forcément faire un petit classement, selon les cas qui peuvent se présenter. C'est ainsi que nous parlerons successivement de la radiothérapie dans les cas de:

A. *Cancers opérables.*
B. *Cancers inopérables.*
C. *Récidives : opérables; inopérables.*

A. Cancers opérables. — La radiothérapie n'ayant pas d'action curative, et pouvant présenter certains dangers, on devra toujours la rejeter d'emblée et faire appeler d'abord le chirurgien, qui donnera son avis et, s'il juge l'opération possible, on devra faire tout son possible pour la faire accepter du malade. Etant acceptée, cette opération devra être faite très largement, avec évidement des ganglions, lorsqu'ils sont atteints. Tel est d'ailleurs l'avis de la majorité des auteurs.

Certains, cependant, comme Walther, font de la radiothérapie avant l'opération chirurgicale et disent s'en bien trouver.

Morton (*Medical Record*, mai-juillet 1903), dit que le patient est libre de choisir entre les rayons X et l'opération chirurgicale, mais que l'avantage des rayons c'est que, s'ils ne donnent pas de bons résultats, l'opération chirurgicale est toujours possible.

Nous avons montré déjà que, malheureusement, les rayons X peuvent non seulement ne pas donner de bons résultats, mais encore en donner de mauvais.

Johnston, lui, conseille la radiothérapie avant l'opération, pour faire disparaître les cellules cancéreuses en les remplaçant par du tissu conjonctif avec endartérite oblitérante et sclérose des vaisseaux et ganglions lymphatiques correspondants. Il dit que l'on doit également refaire de la radiothérapie après l'opération. Tuffier est aussi de cet avis.

Là, en effet, se pose cette grande question de la radiothérapie *post-opératoire*.

Doit-on faire de la radiothérapie *post-opératoire*, et dans quel but ?

Oui, on doit en faire, et le plus tôt possible, le pansement ne gênant en rien. Elle est sans danger et rationnelle.

1° Sans danger, puisqu'il n'y a plus de grosse tumeur, puisque la plus grande partie des éléments cancéreux est enlevée, et que ceux qui restent sont trop peu nombreux pour donner lieu à des accidents de résorption, d'intoxication ou de généralisation.

2° Rationnelle, parce que l'on peut ainsi détruire plus facilement les cellules adhérentes laissées par l'opération et qui sont devenues plus superficielles du fait de l'intervention. C'est comme la partie terminale et nécessaire de toute opération chirurgicale sur le cancer du sein.

Son but est tout indiqué; on pourra ainsi avoir plus de chance d'éviter une récidive. Cette période post-opératoire semble de toutes la plus favorable pour la cure radiothérapique.

Ces jours derniers, le 7 mars 1907, cette question de la radiothérapie post-opératoire a été posée à la Société de dermatologie et syphiligraphie, et elle a été résolue par l'affirmative, à l'unanimité des membres présents. C'est, nous semble-t-il, une méthode d'avenir, qui a été employée déjà fréquemment avec succès (observations I, II, III, VI). Cependant, sa valeur ne pourra être jugée que plus tard.

B. Cancers inopérables. — Lorsque les malades sont déclarés inopérables par le médecin ou le chirurgien pour une cause quelconque (âge, cachexie avancée, maladie, généralisation, etc.), la radiothérapie ne peut plus être envisagée que comme une méthode palliative. Il ne faut pas compter sur la guérison de ces maladies, mais il faut tout de même essayer sur eux l'effet des rayons X et l'on ne doit pas leur en refuser le bénéfice. Mais s'il est vrai que, dans les tumeurs primitives à marche lente, les squirrhes en particulier, on peut améliorer le patient et retarder l'évolution du mal, le médecin ne devra pas oublier que, dans les formes aiguës très malignes, le résultat est décevant et que le mal peut même être aggravé par l'irradiation. (Observations XIX, XX, XXI, XXIV.)

Nous sommes persuadés, malgré tout, que l'on devra

toujours essayer des rayons X; les malades y trouveront assez souvent un certain soulagement.

a) Dans les cas heureux, on pourra peut-être arriver à rendre opérables des tumeurs jugées inopérables antérieurement, et il est certain que si on pouvait arriver, même dans un petit nombre de cas, à rendre opérables des malades abandonnés par le chirurgien, on leur rendrait là un grand service, et on pourrait obtenir peut-être des survies importantes.

b) D'autre part, certains malades semblent avoir retiré de la radiothérapie des avantages plus considérables. Ils ont pu paraître guéris pendant un temps assez long (15 à 25 mois), et ont certainement bénéficié d'une importante survie en même temps qu'ils voyaient disparaître toute la symptomatologie alarmante qui avait accompagné le développement de leur tumeur. Les douleurs diminuaient, puis cessaient; en même temps revenaient l'appétit et le sommeil, les hémorragies diminuaient, la mauvaise odeur de l'ulcère sanieux disparaissait. Le malade semblait renaître à la vie; il avait une illusion de guérison. On peut constater ces faits dans la plupart de nos observations.

c) Mais lorsque l'on se trouve en présence d'une malade que l'on sait condamné, il faut malgré tout faire de la radiothérapie, bien que l'on soit persuadé d'avance de n'obtenir aucun résultat.

On donne ainsi un certain espoir à celui qui souffre et qui, souvent, ayant usé en vain de tous les traitements, vient sonner à la porte du radiothérapeute avec une dernière lueur d'espérance. C'est un effet moral que l'on cherchera à obtenir. La persuasion et les encouragements feront autant et plus peut-être que la radiothérapie. Celle-ci peut quelquefois être utile par elle-même, mais elle doublera l'effet de la suggestion en permettant au malade d'arriver au terme fatal de sa maladie, avec moins de douleurs, et conservant toujours des illusions et de l'espoir. Ce résultat, à lui seul, doit suffire pour ne pas hésiter à employer un tel procédé, dans les cas désespérés.

C. Récidives. — Pour les récidives, nous avons deux cas qui peuvent se présenter: ou bien les récidives sont *opérables*, superficielles, ou au contraire profondes, étendues avec de fortes adhérences, en un mot *inopérables*.

La conduite à tenir est très simple, et nous n'avons rien à ajouter de plus à ce que nous avons dit, à propos des cancers opérables ou inopérables. Les récidives sont toutes susceptibles des mêmes applications.

On interviendra chirurgicalement dans les cas de récidives superficielles, limitées, à nodules cutanés, ayant de petites ulcérations sans retentissement ganglionnaire profond, et l'on fera aussitôt après de la radiothérapie post-opératoire. On obtiendra assez souvent d'excellents résultats.

Dans les cas inopérables, sur les récidives profondes, étendues, avec extension ganglionnaire, la conduite sera la même que pour les cancers inopérables, et pour les mêmes raisons. Il est certain que, quelquefois, on aura de bons résultats, du moins momentanés, mais avec Belot nous dirons: « Quoi qu'on fasse, la terminaison fatale est presque certaine ».(Belot, thèse, Paris.)

Il est un fait incontestable, que semblent confirmer un assez grand nombre d'observations, c'est que les meilleurs résultats, les guérisons temporaires, ont presque toujours été obtenues dans des cas de cancers *ulcérés*. On remarque ces faits surtout à propos des cancers inopérables et des récidives.

Une malade présentée par Lassar (Soc. méd. de Berlin, 1904), comme guérie, était porteur d'une vaste ulcération, et M. Lassar estime que « seuls sont justiciables du traitement par les rayons X, les cancers récidivés en *surface*, n'ayant pas plus de un centimètre de profondeur ».

Large ulcération superficielle aussi chez le malade de Mikulicz et Fittig (observation XXXI), présenté guéri au bout de trois mois, avec une cicatrice lisse, souple et mobile sur les plans sous-jacents.

On pourrait en citer beaucoup d'autres, tel le cas de Freund (observation XXX), qui dit que « les indurations carcinomateuses disparaissent plus promptement sous l'influence des rayons X quand la peau est déjà ulcérée, que lorsqu'elles sont encore recouvertes par celle-ci ». (*Wiener medisch. Wochenschrifft*, n° 40, 1905.)

Pourquoi cette affinité pour les cancers ulcérés ?

L'explication en est aisée. Dans un tel cancer, la tumeur est devenue superficielle, il lui manque les plans musculaires et cutanés qui sont la véritable « bouteille à l'encre » pour le radiothérapeute, puisque, nous l'avons vu, personne n'est d'accord sur la profondeur d'action des rayons X.

La tumeur est donc mieux et plus directement en contact avec les rayons, et on peut lui en faire absorber de très fortes doses sans dangers. De plus, les phénomènes d'intoxication dus à la résorption des produits détruits ne se produisent plus; tous ces produits de destruction, toxines, détritus cellulaires, liquides cancéreux, sont rejetés au-dehors sous forme de sécrétions abondantes, qui inondent le pansement dans les jours qui suivent l'irradiation.

La généralisation est, de même, moins à craindre dans de tels cas.

L'étude de ces considérations amenait Haret à proposer de faire inciser les tumeurs du sein avant de les soumettre au traitement radiothérapique.

Oudin et Béclère (*Soc. derm.*, 1906), s'associent à cette manière de voir. C'est là, pensons-nous, un procédé qui semble devoir donner de bons résultats, et que nous engageons fortement à expérimenter.

OBSERVATIONS

Observation I

(Due à l'obligeance de M. le Dr Barjon.)

Epithélioma du sein gauche. Radiothérapie après ablation.

(Méthode préventive, 11 séances.)

Mme B..., épithélioma du sein gauche, opéré par le Dr Villard, le 11 mars 1905.

On commence le traitement radiothérapique le 26 avril, la cicatrisation opératoire n'est pas encore complète. Cinq irradiations en avril et mai, puis interruption pendant deux mois. Reprise en août et septembre. Dose totale absorbée environ 30 unités H. Au moment de la cessation du traitement, le 19 septembre 1905, la malade allait très bien, la cicatrisation était complète, la peau souple, il y avait légère pigmentation de la région irradiée.

La malade avait beaucoup gagné pour le mouvement des bras. Actuellement, février 1907, la malade continue à bien aller.

Observation II

(Due à l'obligeance de M. le Dr Barjon.)

Cancer du sein gauche. Radiothérapie après ablation.

(Méthode préventive, 22 séances.)

Mme D... R..., 42 ans. Cancer du sein de petit volume. Elle s'en était aperçue depuis huit jours seulement. Elle ne souffrait pas.

Elle a été opérée le 22 mars par M. Villard.

Le 1er avril on s'aperçoit que les mouvements du bras sont limités. Crampes et engourdissements du pouce et de l'index.

On fait alors de la radiothérapie sur la cicatrice qui part de la partie inférieure du sein et aboutit au creux de l'aisselle.

Au bout de trois séances la malade est déjà améliorée.

A la sixième séance, la malade se plaint de souffrir dans le bras et dans le dos.

Le bras est en effet un peu œdématié.

Au bout de la treizième séance (7 septembre 1905), on remarque de petites productions verruqueuses noirâtres.

A part cela, l'état local est bon.

La malade dit d'ailleurs avoir eu de ces productions brunes avant son opération.

Depuis, cette malade a été suivie régulièrement, elle va tout à fait bien, la cicatrice est souple et nette, la mobilité du bras a beaucoup gagné, aucun ganglion n'est apparut.

Il a persisté longtemps de la pigmentation de la région irradiée.

Le 13 octobre 1906 son état local était toujours très satisfaisant.

OBSERVATION III

(Due à l'obligeance de M. le Dr BARJON.)

Cancer du sein. Radiothérapie après ablation.
(Méthode préventive, 16 séances.)

Mme D..., 50 ans.

Cancer du sein droit, gros comme le poing, ayant débuté au mois d'avril 1905, opéré par le Dr Villard, le 3 octobre 1905. La cicatrisation est à peu près complète.

Radiothérapie préventive pour éviter une récidive.

On lui a fait 16 irradiations en tout, elle est allée en s'améliorant peu à peu, les mouvements du bras devenant de plus en plus étendus.

Elle a été suivie régulièrement ; revue encore le 13 novembre 1906, elle allait tout à fait bien comme état local et général.

Observation IV

(Due à l'obligeance de M. le Dr Barjon.)

Epithélioma de la région présternale. Ablation. Radiothérapie après. Développement d'une maladie kystique des seins, déjà existante.
(Méthode préventive, 10 séances.)

Mme B..., 55 ans.

Epithélioma des parties latérales de la glande mammaire dans la région présternale.

Opérée le 14 mars 1905 par le Dr Villard.

La radiothérapie est commencée seulement le 18 septembre 1905.

A cette date, cicatrice médiane présternale assez souple.

Pas de ganglions axillaires ni cervicaux.

Douleurs sternales très vives.

Les deux seins sont très volumineux et présentent au palper une série de noyaux et masses dures et profondes un peu douloureuses à la pression, surtout à la droite.

On fait 10 irradiations de septembre à novembre 1905.

Absorption totale : 25 H. environ.

La malade revient en février 1906. Rien au niveau de la cicatrice. Mais ganglion axillaire gauche, douleurs et pesanteur.

Seins de plus en plus volumineux et remplis de masses indurées.

Le Dr Villard propose une intervention pour maladie kystique.

Observation V

(Due à l'obligeance de M. le Dr Barjon.)

Carcinome aigu du sein droit. Radiothérapie après ablation.

(Méthode préventive, 4 séances.)

Mme C... Carcinome aigu du sein droit, opéré par le Dr Vignard, le 17 février 1905.

Femme très grosse, très lourde, fortement adipeuse.

Il existe encore beaucoup de ganglions axillaires noyés dans une grande quantité de graisse.

Début des irradiations le 27 avril 1905.

A eu quatre irradiations seulement et très courtes.

Absorption totale : 4 à 5 H.

Peau très sensible, réagit facilement.

La malade refuse de continuer le traitement.

Morte le 9 décembre 1905.

Le traitement a été tout à fait insuffisant.

Observation VI

(Due à l'obligeance de M. le Dr Barjon.)

Cancer du sein gauche. Radiothérapie après ablation.

(Méthode préventive, 8 séances.)

Mme M..., 53 ans.

Il y a 16 ou 17 ans a eu un abcès au sein gauche.

Depuis cinq ou six mois une tumeur cancéreuse s'est développée.

Opérée le 23 septembre 1905.

Le 19 octobre, la plaie est cicatrisée, mais les mouvements du bras sont encore limités.

Le 18 novembre 1905, après huit séances, la malade va très bien et rentre chez elle.

Morte le 25 juin 1906 avec des phénomènes paralytiques des membres du côté gauche principalement.

Elle n'a pas souffert. Rien du côté du sein traité.

Il n'y avait pas eu de récidive.

Cette malade est morte, mais sans relation évidente avec son cancer.

Observation VII

(Due à l'obligeance de M. le Dr Barjon.)

Cancer du sein gauche à marche rapide. Radiothérapie après ablation.
(Méthode préventive, 11 séances.)

Mme F... R..., 30 ans.

Néoplasme du sein gauche à évolution rapide, forme très grave.

Opérée par M. Tixier les premiers jours de février 1906.

Est enceinte de six mois, a eu trois autres enfants.

Dans les premiers jours qui suivent l'opération, on commence la radiothérapie sous pansement.

Après la quatrième séance, quand on enlève le pansement, on voit déjà au centre de la cicatrice une légère tendance à l'érosion.

Très rapidement, des nodules cutanés et sous-cutanés de récidive apparaissent sur la cicatrice et à son voisinage.

Après onze séances, et quoique en pleine récidive, la malade accouche le 5 juin.

Elle n'est revenue qu'une seule fois, le 19 juin, puis n'a pas continué le traitement.

Elle est morte en novembre 1906.

Il y a donc eu récidive locale malgré le traitement. C'est une forme suraiguë.

Observation VIII

(Due à l'obligeance de M. le Dr Barjon.)

Carcinome du sein droit, ancien, ulcéré, avec envahissement ganglionnaire étendu. Opération tardive. Radiothérapie post-opératoire. Généralisation à la colonne vertébrale (Méth. préventive).

13 séances.

Mme M..., 50 ans.

Carcinome du sein droit déjà ancien, très étendu, ulcéré, envahissement des ganglions axillaires et du creux sus-claviculaire.

Opération longtemps refusée, acceptée tardivement.

Opérée par le Dr Villard, fin 1905.

Cicatrisation assez rapide.

On commence la radiothérapie le 17 janvier 1906, elle est continuée jusqu'en mars.

Absorption totale de 30 unités H environ.

Pendant cette période, la malade s'est plaint, à plusieurs reprises, d'une douleur constante et intolérable dans la colonne vertébrale ; plus tard, dans les membres inférieurs.

En juin-juillet, généralisation à la colonne, évidente.

Myélite aiguë avec escarre sacrée; paraplégie totale motrice et sensitive. Rien du côté du sein ni de l'aisselle.

Morte en août 1906.

Observation IX

(Due à l'obligeance de M. le Dr Barjon.)

Carcinome du sein gauche. Opération. Récidive. Radiothérapie sur récidive (3 séances).

Mme B..., 40 ans.

Carcinome du sein gauche opéré par le Dr Villard en juin 1904.

Récidive apparente en mars 1905.

Actuellement, en juillet 1905, tuméfaction considérable du creux sus-claviculaire, grosse masse ganglionnaire du volume d'une orange. Phénomènes de compression vasculo-nerveux. Œdème de tout le membre supérieur gauche.

Douleurs très vives dans le cou et le bras. (Plexus cervicaux et bronchiaux.)

Immobilisation presque complète du membre.

La malade a subi seulement trois irradiations puis a abandonné le traitement.

Absorption totale 7 unités Holtgneck environ.

Depuis, aucune nouvelle de la malade.

Observation X

(Due à l'obligeance de M. le Dr Barjon.)

Cancer du sein. Troisième récidive. Radiothérapie sur récidive.

Mme A... Cancers bilatéraux opérés l'un en 1899, par Lejars, l'autre en 1905, par Doyen.

Actuellement : noyaux confluents de récidive, à gauche sur la cicatrice, bourgeonnent et saignent facilement. Lancées douloureuses, vives.

On fait de la radiothérapie : après quatre irradiations, il y a atténuation des douleurs.

La malade est retournée à Paris pour continuer son traitement. Elle n'a pas été revue.

Observation XI

(Due à l'obligeance de M. le Dr Barjon.)

Cancer du sein récidive, treize mois après la première intervention. Radiothérapie sur récidive.

Mme R..., 54 ans.

Tumeur du sein opérée le 19 juin 1903 par M. Durand.

La malade souffrait déjà en sortant de l'hôpital. Au bout de treize mois, tumeur de récidive sous la cicatrice. Rentrée le 30 janvier 1905.

On remarque à ce jour :

1° Une grosse tumeur sous la cicatrice vers le haut, au voisinage de l'aisselle. Tumeur dure et douloureuse, surtout la nuit. Gros ganglions dans l'aisselle.

Œdème du bras.

2° Une seconde tumeur sur la paroi antérieure, dans le troisième espace intercostal.

Le traitement radiothérapique commence le 4 février 1905.

Le 25 février, après quatre séances, il se produit des hémoptysies indiquant une généralisation pulmonaire. On cesse de suite le traitement.

Le 10 mars, la tumeur antérieure a semblé arrêtée dans son évolution après les séances, mais la malade est très essouflée.

Observation XII

(Due à l'obligeance de M. le Dr Barjon.)

Cancer du sein. Récidive. Radiothérapie sur récidive.

Mme L..., 61 ans.

Néoplasme du sein gauche opéré le 8 avril 1903 par M. Vallas.

Récidive locale sur la cicatrice en janvier 1905. La tumeur s'ulcère en septembre.

En avril 1906 on trouve sur la cicatrice, quatre ou cinq points ulcérés, larges comme un grain de blé ou un haricot. Ces ulcérations sont peu profondes.

On soumet la malade au traitement radiothérapique ; on lui fait douze séances sans la moindre amélioration. Les ulcérations se sont rejointes. Les douleurs persistent.

La malade, découragée, a abandonné le traitement et n'est pas revenue.

Observation XIII

(Due à l'obligeance de M. le Dr Barjon.)

Néoplasme du sein gauche. Ablation. Récidive. Radiothérapie sur récidive.

Mme veuve J..., 53 ans.

Opérée d'un cancer du sein le 22 avril 1905 par M. Viannay, dans le service du Dr Villard.

Elle a recommencé à souffrir en juin.

Actuellement : infiltration diffuse, mais peu marquée de la peau, surtout dans la ligne axillaire, ainsi que dans le creux sus-claviculaire. Douleurs vives.

Depuis le 11 juillet 1905 jusqu'au 16 novembre 1905, époque où l'on fit sa dix-septième séance, elle allait mieux, ne souffrait plus.

Depuis, elle a recommencé à souffrir. Il s'est produit des nodules dans l'aisselle et sur l'extrémité sternale de la cicatrice.

On lui a fait encore huit irradiations.

La malade continue à toujours souffrir. A la dernière séance, le 12 avril 1906, le nodule sternal s'est ulcéré. La malade a quitté l'Hôtel-Dieu et est morte chez elle, en août 1906.

Observation XIV

(Due à l'obligeance de M. le Dr Barjon.)

Epithélioma du sein droit ; première opération le 1er août 1904. Récidive. Deuxième opération le 7 septembre 1905. Radiothérapie. Ulcération. Adénopathie.

Mme P..., 31 ans.

Début en janvier 1904 par une tumeur petite et dure du sein droit. La tumeur grossit et devient très douloureuse. La malade est opérée en 1904 par le Dr Roux (de Lausanne). On lui fait un curage de l'aisselle.

De nouveau des douleurs la reprennent et en septembre 1905, elle est réopérée par le Dr Laroyenne, la plaie ne s'est jamais cicatrisée depuis l'opération.

Actuellement, elle présente une ulcération grande comme une pièce de deux francs, avec des ganglions dans l'aisselle et au creux sus-claviculaire.

Depuis le 26 décembre 1905 on lui fait 19 séances de radiothérapie, jusqu'en mai 1906.

L'ulcération se cicatrise, mais la malade souffre dans le dos et dans le bras, et il se développe une grosse tumeur ganglionnaire axillaire.

On opère de nouveau la malade en septembre 1906. La tumeur se reforme rapidement.

On lui fait subir quatre nouvelles séances de radiothérapie jusqu'en octobre 1906.

La malade souffre toujours beaucoup. Elle n'est plus revenue et est probablement morte depuis.

Observation XV

(Due à l'obligeance de M. le Dr Barjon.)

Tumeur du sein opérée en 1901. Récidive inopérable en octobre 1905. Ulcération en mai 1906. Radiothérapie.

Mme D..., 66 ans.

Tumeur apparue vers 1898. L'intervention remonte en 1901. La malade a toujours souffert depuis au niveau de la cicatrice. Il s'est développé, depuis le mois d'octobre 1905, une tumeur qui s'est ulcérée.

En 1906, au mois de novembre, on voit une cicatrice ulcérée et rétractée, à direction transversale, aboutissant dans le creux axillaire. Œdème et rougeur des tissus environnants. En somme, mauvais état local d'une récidive datant de treize mois, ulcérée depuis six mois, avec lymphangite de tout le membre supérieur correspondant.

A partir du 17 novembre 1906, on fait subir à la malade sept séances de radiothérapie de 10' à peine et d'ailleurs très mal supportées.

Les mouvements du bras sont de plus en plus limités. La malade souffre beaucoup et ne continue plus le traitement.

OBSERVATION XVI

(Due à l'obligeance de M. le Dr BARJON.)

Cancer du sein droit, opéré il y a trois ans et demi. Récidive ganglionnaire dans l'aisselle (inopérable).

Mme P..., 60 ans.

Opérée il y a trois ans par le Dr Comte, à Charlieu.

Un an après, le 13 novembre 1905, apparition d'un ganglion dans l'aisselle, qui a commencé à grossir en juillet dernier.

Actuellement, il existe dans l'aisselle, une grosse masse ganglionnaire mobile, du volume d'une grosse orange, non adhérente aux plans profonds.

Le bras est enflé, mais non douloureux. Il y a de petits ganglions carotidiens.

On soumet la malade au traitement par les rayons X. On lui fait six séances jusqu'en décembre 1905. Le bras a un peu désenflé. Il n'y a pas de modifications de la tumeur ganglionnaire.

La malade ne revient pas.

OBSERVATION XVII

(Due à l'obligeance de M. le Dr BARJON.)

Carcinome ulcéré du sein gauche. Opération. Récidive. Deuxième intervention. Radiothérapie après ablation de la récidive.

Mme M..., Tumeur du sein gauche, à marche lente, ayant débuté il y a plus de dix ans. Ulcérations. Première opération par le Dr Bérard, le 15 octobre 1904. Récidive ganglionnaire sur place.

Deuxième opération le 27 juin 1905 par le Dr Bérard.

Radiothérapie commencée le 4 juillet 1905. On ne fait que cinq irradiations en tout, 7 octobre, décembre 1905, janvier 1906. Absorption : 15 H. environ.

A eu, pendant la durée du traitement, une petite récidive locale sur le bord de la cicatrice.

Les séances ont été trop espacées, donc insuffisantes.

Observation XVIII

(Due à l'obligeance de M. le Dr Barjon.)

Cancer du sein opéré en 1902. Récidive ganglionnaire opérée en 1905. Radiothérapie après ablation de la récidive.

Mme C...-Y..., 70 ans.

Opérée en 1902 pour un cancer du sein. Un an après, il se produit une récidive qui est opérée par le Dr Villard, en février 1905.

La malade à grand'peine à bouger son bras.

On lui fait suivre un traitement de radiothérapie préventive, post-opératoire.

Au bout de huit séances grande amélioration. On en fait encore neuf.

Pendant ce temps, elle a continué à aller beaucoup mieux, mais elle a eu une forte diarrhée qui l'a beaucoup affaiblie.

La cicatrice est souple, mais il persiste un gros ganglion sus-claviculaire gauche. Il n'y a plus aucunes douleurs. En somme, bon état local, sauf persistance du ganglion.

Cette malade est morte chez elle au mois de janvier 1906, elle était très faible, très amaigrie, mais ne souffrait pas et n'avait présenté aucun nouvel accident du côté de son sein.

Observation XIX

(Due à l'obligeance de M. le Dr Barjon.)

Cancer inopérable. Radiothérapie sur tumeur jugée inopérable.

Mme C.-M..., 64 ans.

Le 7 mars 1905, la malade est vue par le Dr Tixier qui constate un cancer du sein, mais le déclare inopérable, à cause de la lymphangite et des nombreux ganglions sus et sous-claviculaires, avec infiltration de la peau.

On fait onze séances de radiothérapie à la malade, du 7 mars au 18 avril 1905.

Cas peu favorable, on n'a pas obtenu de résultats. Il y avait trop de diffusion, toute la peau était prise. L'évolution a continué et la malade souffrait toujours beaucoup.

Elle n'a pas été revue.

Observation XX

(Due à l'obligeance de M. le Dr Barjon.)

Cancer squirrheux du sein droit ulcéré. Radiothérapie sur tumeur jugée inopérable.

Mme D..., 53 ans.

Début de la maladie en juin 1904 par une petite tumeur qui s'est ulcérée.

Actuellement, 15 mars 1905, ulcération avec rétraction très marquée et adhérences profondes.

Le traitement radiothérapique, commencé le 21 mars, a été poursuivi jusqu'au 22 juillet avec interruption d'un mois dans l'intervalle.

La malade a eu, en tout, treize séances. La marche de l'affection, semble avoir été un peu retardée, mais il s'est produit des nodules épithéliomateux superficiels, malgré le traitement.

Les douleurs ont continué à être très vives et lui ont fait renoncer au traitement au mois de juillet.

La malade est morte en novembre 1905.

Observation XXI

(Dr Mondain : *Archives d'électricité médicale*, 15 septembre 1903.)
Un cas de cancer du sein guéri par les rayons X.

Femme âgée de 56 ans.

Antécédents héréditaires : arthritisme, mère morte d'un cancer utérin.

Antécédents personnels : Fièvre typhoïde à 20 ans, péritonite à 35. Retour d'âge à 53 ans, en 1900.

A ce moment elle s'aperçoit que son sein gauche augmente légèrement de volume et devient plus dur que le sein droit. Une petite dépression apparaît à gauche du mamelon.

Un médecin consulté diagnostique mastite chronique et ordonne une pommade.

En 1901, léger suintement du mamelon. On continue la pommade.

En juin 1902, une rougeur apparaît au-dessus du mamelon, suivie d'une ulcération qui laisse suinter un liquide d'une odeur douceâtre.

Un chirurgien consulté juge l'opération impossible. La femme est condamnée par le professeur Troisier.

En octobre, les douleurs apparaissent et, avec elles, un pus fétide.

Le 18 janvier 1903, l'ulcère offre la forme d'un ovale ayant un grand diamètre transversal de 12 centimètres et un petit de 8 centimètres, d'une profondeur de 5 millimètres.

Les bords sont festonnés, rougeâtres, au centre le mamelon sphacélé et noirâtre ; il en coule une sanie infecte, de nombreux vaisseaux s'irradient du côté du cou et de l'aisselle. On trouve des ganglions sus-claviculaires et axillaires.

La malade a légèrement maigri, son teint est jaune ; cependant l'état général reste assez bon. Les douleurs, surtout fréquentes la nuit, sont encore supportables.

Pendant deux mois, on essaie sans succès tous les moyens possibles de désodoriser ce foyer putride.

L'application des rayons X est alors conseillée.

Le traitement commence le 11 mars 1903.

La première séance a une durée de 7' avec ampoule à 0^m30.

La deuxième séance a une durée de 9' avec ampoule à 0^m25.

Les 4 autres séances ont une durée de 10' avec ampoule à 0^m20.

Pendant les six premières séances (11, 12, 13, 14, 15 et 16 mars), on observe une diminution progressive, puis une cessation complète des douleurs. Un commencement de cicatrisation apparaît sur les bords. L'écoulement diminue.

Du 17 au 22 mars, seconde série de six séances de 10' avec ampoule à 0^m18. L'ulcère se comble de bourgeons, le suintement est presque nul, l'odeur supportable.

Du 24 mars au 1er avril, nouvelle série de 9 séances de 10' à 0,20. L'ulcère a un bon aspect bourgeonnant. Il n'existe plus de sanie, ni d'odeur ; mais un érythème intéressant la région pectorale, le cou, la face et le bras gauche, apparaît soudain et la malade se plaint de perdre ses cheveux.

Aucune précaution n'avait été prise pour garantir ces régions.

Malgré tout, on continue les séances, avec exposition de 6' à 0,20 du tube.

Le 13 avril, vingt-huitième jour du traitement, l'ulcère a gagné deux millimètres sur ses bords.

Le 28 avril, après six nouvelles séances, on voit apparaître au-dessous de l'ulcère, une magnifique flore de bulles phlycténulaires, qui laissent suinter une sérosité abondante en même temps que renaissent de cuisantes douleurs. Interruption du traitement.

Reprise des applications le 4 mai, le liquide suintant prenant une odeur sanieuse.

Les séances durent 8', la distance est de 0^m40.

Plus de sérosité au bout de deux jours.

Le 25 mai, cicatrisation presque complète. L'ulcère est recouvert d'une peau fine avec quelques écailles méliciériques.

Depuis, on a fait à la malade quelques séances complémentaires en juin et juillet, d'abord deux fois par semaine, puis, plus qu'une fois d'une durée de 5' à 0^m40.

Le 15 septembre, l'ulcère est remplacé par une peau rose de bon aloi. Les ganglions sus-claviculaires et axillaires n'existent plus. La malade a repris sa gaieté et sa vie ordinaire.

Observation XXII

Cas favorable de radiothérapie après récidive d'une tumeur maligne du sein.

(*Gaz. heb. des sciences méd.* de Bordeaux, 22 mai 1904, Bergouié.)

Jeune fille, 24 ans. Deux fois opérée et deux fois récidivée :

Première opération en mars 1902.

Deuxième opération en décembre 1902.

L'examen histologique montre que l'on a affaire à un « adénome kystique avec d'énormes prolifications acineuses et de kystes souvent très volumineux ; à côté on trouve des alvéoles squirrheux creusés dans un tissu compact et doux ».

En juillet 1903, seconde récidive. On emploie les rayons X.

La malade ressent de la douleur dans toute la région opérée antérieurement. On trouve vers le milieu de la ligne cicatricielle, une masse plate, indurée, irrégulière, très peu ou pas mobile, ayant 3 centimètres et demi de long sur 2 de large. Autour, se trouvent plusieurs petits noyaux indurés.

La malade est soumise à neuf séances de 5' chacune.

Dès la 7e séance, il y a une radiodermite profonde qui se termine par la destruction de la peau.

La radiodermite ne s'étend pas, elle évolue graduellement et normalement vers la guérison.

En mars 1904, la surface dénudée se rétrécit de plus en

plus, laissant une peau rosée, fine, qui couvre, dès la fin mars, toute la partie escarrifiée.

Depuis un mois et demi l'état général et local va en s'améliorant.

Observation XXIII

(Biraud : *Semaine médicale*, 25 novembre 1903.)

Femme de 54 ans. A une récidive d'une tumeur du sein et est soumise aux rayons X.

Le néoplasme primitif avait été enlevé en 1900 et l'examen histologique avait démontré que l'on avait affaire à un épithélioma.

Trois ans après, récidive, ganglions sus-claviculaires adhérents, empêchant toute intervention ; on pratique les rayons X.

A la quatrième séance, les douleurs disparaissent.

A la sixième séance, le volume est réduit de un tiers.

Etat stationnaire jusqu'à la quinzième séance, puis régression rapide de la tumeur.

Au bout de 23 séances, la tuméfaction a diminué des trois quarts, les douleurs ont disparu, les ganglions ne sont plus perceptibles.

Observation XXIV

(Bergonié : *Gazette hebdomadaire des sciences médicales* de Bordeaux, 7 février 1904.)

Effets des rayons X dans le cancer du sein.

Mme X..., 57 ans. Adressée par son docteur avec le diagnostic : « Carcinome inopérable du sein ».

A eu quatre enfants dont elle en a nourri deux. Pour le premier a eu un abcès au sein. Mauvais fonctionnement du sein pour le second.

Fait une chute sur un morceau de bois, se frappe le sein.

Deux ans après, ressent une douleur au sein frappé. On ordonne des pommades qui ne font rien. Les douleurs augmentent. Le médecin conseille une opération qui est refusée par la malade en mai 1902.

En septembre 1902, les douleurs augmentent, on conseille de nouveau une opération qui est refusée. On fait des injections de sérum. Il se produit, dès la première piqûre, un bourgeon au niveau du point piqué et l'état général devient mauvais. La malade refuse les piqûres, son médecin l'envoie suivre un traitement par les rayons X.

A ce moment : Etat général mauvais, teint cachectique, amaigrissement. Etat local : sein gauche a trois fois le volume du sein droit, très dur, prolongé par un bourrelet charnu, jusque dans l'aisselle. Paquet ganglionnaire gros comme une petite mandarine. Ulcération à la partie supérieure du sein. Bras et avant-bras œdématiés. Douleurs de plus en plus vives.

Traitement : La malade a subi 54 séances en deux périodes : du 28 juillet au 26 septembre et du 15 octobre au 15 novembre 1903.

Au 11 janvier 1904, après deux mois d'interruption du traitement, on constate que toute trace d'inflammation a disparu, que le sein est seulement un peu plus brun. Il est moins volumineux, assez mobile. Il n'y a presque rien au niveau du creux sus-claviculaire, plus d'œdème, ni du bras, ni de la main. Etat général parfait.

La malade, revue le 22 mai 1904, est toujours en excellente santé.

Observation XXV

Tumeur du sein guérie par les rayons X et la quinine.
(*Bulletin de l'Académie de médecine.* Séance du 23 juin 1903.)

Femme 42 ans. Portant, depuis sept ans, une tumeur du sein de la grosseur d'une mandarine, qui donnait passage, par le mamelon, à un suintement séreux ou sanguinolent.

La tumeur adhérait à la peau avec rétraction du mamelon et s'accompagnait d'un ganglion axillaire.

La tumeur avait été diagnostiquée comme cancer par plusieurs chirurgiens.

La malade avait refusé toute opération et était traitée par le chlorhydrate de quinine à la dose de un gramme par jour.

Traitement : Lorsque l'on commença le traitement radiothérapique, tout en continuant la quinine, la malade portait une tumeur du sein ulcérée et superficiellement gangrenée.

Sous l'influence du traitement, l'ulcère se cicatrisa.

En novembre 1902, la tumeur est plus volumineuse, largement ouverte, laissant suinter un liquide abondant, séreux, fétide. Ganglions axillaires très gros et douloureux.

Les rayons X n'arrêtèrent pas ce processus gangréneux.

Fin janvier 1903, supension du traitement.

On enlève la tumeur gangrenée par morceaux, avec des ciseaux. Commencement mars 1903, l'élimination était complète. Il restait une cavité du volume d'une orange, à parois bourgeonnantes, de bon aspect, donnant du pus bien lié.

Reprise des rayons X du 18 avril au 17 mars 1903. Les bourgeons charnus s'unissent à la peau restée saine.

Le 18 mai, il reste encore une perte de substance et un noyau en voie d'élimination ; le sein malade est devenu souple et le ganglion axillaire a disparu.

L'état général est tout à fait satisfaisant.

Observation XXVI

Un cas de cancer guéri par les rayons X, sur récidive.
(Annales d'Electrobiologie 1903.)

Mme T..., 39 ans.

Reçoit coup de corne de vache au sein droit en 1901.

Six mois après, apparition d'une petite tumeur, douloureuse à la pression.

En novembre 1901, première opération chirurgicale.

Depuis, douleurs continuelles qui augmentent de plus en plus jusqu'en juin 1902.

En février 1903 commence l'ulcération et en avril la suppuration.

Le 16 juillet 1903, le Dr Sprecher voit la malade et institue le traitement radiothérapique.

Etat à ce moment là : Tumeur volumineuse du sein droit, de 8 centimètres de diamètre. Ulcération grande comme une pièce de un franc, sur la cicatrice de la première opération. Ganglions douloureux à la pression dans l'aisselle et dans les fosses claviculaires. Douleurs vives.

Traitement : Quinze séances consécutives. Les dix premières de 10', les autres de 15'.

A partir de la quatrième séance, disparition à peu près complète des douleurs.

A la onzième, les glandes axillaires diminuent et sont moins douloureuses.

Le 1er août, le traitement est interrompu pendant un mois. Aucune modification, ni sur la tumeur, ni sur la peau.

Apparition, dans le milieu d'août, sur toutes les parties influencées par les rayons X, de vésicules remplies d'un liquide citrin qui, s'étant percées, ont donné naissance à une croûte épaisse ayant exactement la forme du diaphragme iris, dont on s'était servi.

Huit jours après la croûte tombe, laissant une peau rosée. A partir de ce moment la tumeur diminue.

Le 4 septembre, on refait 10 séances radiothérapiques.

La malade retourne chez elle dans un état moral et local très satisfaisant.

Observation XXVII (Résumée).

Cancer du sein d'un homme, guéri par les rayons Roentgen.

(Sainclair Tousey, chirug. à la clinique St-Bartholomen, New-York.

Albert D..., 33 ans. Tisserand.

Aucun antécédent héréditaire.

En décembre 1901, il remarqua une tumeur dure sous le sein *droit.*

La tumeur augmenta et fut opérée en novembre 1902. L'opération consista en une incison elliptique du sein et en une opération plastique pour recevoir la partie excisée.

La tumeur montrait l'aspect d'un fibrome.

L'examen pathologique de la tumeur fit diagnostiquer un cancer : « Le spécimen consiste en un mamelon de deux pouces de diamètre ; le tissu adipeux, la glande et le tissu conjonctif sont envahis par une tumeur dure occupant le milieu du spécimen. A première vue, cette tumeur ressemble à un fibrome. Des sections faites en divers endroits, ont montré un tissu fibreux dense, avec, çà et là, quelques éléments cellulaires, qui cependant ont fait donner au spécimen le caractère d'un cancer ».

En mai, l'homme revient avec une tumeur du sein *gauche* qui était un peu plus molle et pas adhérente aux plans profonds.

On employa le traitement par les rayons X.

Cinq mois après, la sensibilité disparut.

Onze mois après, la tumeur avait disparu.

Il n'y a encore aucune trace de récidive depuis treize mois que le traitement est suspendu.

Observation XXVIII (Résumée).

(Tirée d'un article de Willams dans la *Lancet,* 4 novembre 1905.)

Les rayons X dans le traitement du cancer.

Femme, 64 ans.

Opérée en mars 1899 d'un carcinome squirrheux du sein droit.

En juillet 1901, récidive dans la cicatrice et dans l'aisselle, nouvelle opération.

En mars 1904, la cicatrice s'ulcère, on trouve plusieurs bosses sur la cicatrice et dans l'aisselle, œdème du bras droit.

L'examen microscopique décèle un ulcère épithéliomateux.

Les rayons X sont employés deux fois par semaine avec une exposition de 5' à 10'.

L'ulcère se cicatrise vite, les bosses s'affaissèrent en quelques semaines et devinrent de simples hématomes.

En juin 1904, interruption du traitement, due à une dermatite intense.

En août, reprise du traitement, la tumeur ne montre plus aucun caractère de malignité.

Il y a toujours eu un peu d'induration dans l'aisselle.

La malade a gagné 18 livres dans les 16 derniers mois.

Elle ne ressent actuellement aucune douleur et son état général est bon.

Observation XXIX

Tirée d'un article (comme obs. 28.)

Femme, 39 ans.

Opérée en septembre 1902 d'un carcinome squirrheux du sein gauche, qui ne se cicatrisa jamais complètement.

En juin 1903, la malade eut une récidive ; elle vit un médecin qui diagnostiqua : « Carcinome récidivé dans la cicatrice, avec engorgement des glandes axillaires et sus-claviculaires ».

Le 15 juin 1903, on commence la radiothérapie.

La malade subit en tout, 16 applications en 4 mois.

Elle eut une forte dermatite qui obligea d'interrompre le traitement.

En octobre 1904, la cicatrice est très déliée, la peau est particulièrement transparente, à la place de l'ulcère. On ne sent plus de glandes au toucher.

Observation XXX (Résumée).

(Tirée d'un article de Freund de Wien dans la *Wiener Medischiniche Uschenschrift,* 1905, n° 40.)

Contribution à la radiothérapie des néoplasmes malins.

Femme, 69 ans.

Amenée le 13 décembre 1904 pour être soumise aux rayons X. Carcinome du sein remontant à 5 mois, ayant l'aspect d'une tumeur de la grosseur du poing, dure comme une pierre et adhérente à la paroi osseuse du thorax.

Engorgement des glandes axillaires et sous-claviculaires.

Comme la patiente était dans un état cachectique très avancé, souffrant d'un diabète et d'une néphrite, le chirurgien refusa l'opération.

On commença la radiothérapie sur cette tumeur, jugée inopérable, le 13 décembre 1904.

Le 5 mai 1905, la malade va beaucoup mieux : la surface de l'ulcère paraît cicatrisée, il ne reste au fond de la partie cicatrisée qu'une excavation de la grosseur d'une lentille, les glandes sont dégonflées .

La malade souffre d'un catarrhe bronchique survenu pendant le traitement ; elle s'alimente bien ; le sommeil est satisfaisant.

En juillet 1905, l'état général et local est bon ; la malade se considère comme guérie.

Observation XXXI (Résumée).

Cancer du sein chez un homme, guéri par les rayons Roentgen.

(Wikalicz et Fittig.)

W..., âgé de 52 ans, ouvrier tuilier.

Reçoit en 1900, un choc sur le sein gauche.

Une tumeur s'ensuivit qui s'ulcéra en janvier 1902, laissant couler du pus et du sang.

L'homme vient se faire traiter en juin 1902, par les rayons Rœntgen.

Il a, à ce moment, un ulcère ovale et profond à la place du mamelon, forte induration autour de l'ulcère.

Glandes dans les aisselles, surtout à gauche.

Le 1er juillet, on évide les deux aisselles.

Le 2 juillet, on commence la radiothérapie sur le sein.

Un lambeau de la tumeur ulcérée est enlevé et examiné.

On reconnaît un cancer simple du sein. De même, on a trouvé des cellules cancéreuses dans les ganglions axillaires. Au bout de cinq applications des rayons X (2, 3, 4, 5 et 6 juillet), on examine un nouveau lambeau pris à côté de l'endroit où l'on avait excisé le premier.

L'examen microscopique ne releva aucune trace de cellules cancéreuses. Simplement de l'infiltration du tissu sous-jacent et plusieurs cellules géantes.

Le 1er août, exposition aux rayons X. Le 2 août, renvoi du malade. Il reste une fistule à l'aisselle droite et une forte infiltration entre l'ulcère et l'extrémité inférieure de la cicatrice de l'excision.

Le 25 octobre, retour du malade.

La peau qui recouvre la cicatrice de l'ulcère est souple et rosée. Il n'y a plus d'induration. Il n'y a plus de fistule.

L'état général est excellent.

CHAPITRE V

CONSÉQUENCES A DÉDUIRE DE CETTE ÉTUDE
CONCLUSIONS

Quelles conséquences pratiques pouvons-nous tirer de cette étude ?

Tout d'abord, celle-ci: c'est qu'en l'état actuel de la science radiologique, la radiothérapie à elle seule ne peut pas être considérée comme une médication spécifique du cancer. Nous n'avons pas la preuve qu'elle le guérit.

Cette vérité, bien entendu, ne doit pas être dite au malade, qui a besoin d'être consolé et trompé, mais il faut que son médecin le sache, il ne faut pas qu'il soit leurré et que l'entourage puisse suspecter sa bonne foi.

En second lieu, cette autre conséquence en résulte: « C'est que si la radiothérapie n'est pas curative, elle est au premier rang des moyens palliatifs à opposer au cancer.

« Le bistouri et les rayons X sont à l'heure actuelle les deux seuls moyens qu'on puisse en conscience opposer à la marche envahissante du cancer du sein. Aucun d'eux en particulier ne peut se vanter d'être curatif, par leur association ils pourront peut-être le devenir. Le chirurgien et le radiothérapeute doivent marcher étroitement unis, et se prêter un concours constant.

« La radiothérapie dans le cancer du sein doit être exclusivement *chirurgicale*.

Chez tout malade *opérable*, le chirurgien doit être appelé le premier à intervenir, le radiologiste ne viendra qu'après, pour tâcher de compléter son œuvre.

« Si le malade est *inopérable*, le radiologiste devra être très prudent: *primum non nocere*. A cette condition, il pourra souvent être utile, mais il est à craindre que, livré à ses seules forces, le résultat final ne réponde pas à ses espérances. Il doit essayer alors d'amener à son aide le chirurgien, soit en rendant opérable un malade qui ne l'était pas, soit en demandant au bistouri de transformer en tumeur ouverte une tumeur fermée.

« En associant leurs efforts, leur intelligence, leurs connaissances cliniques, chirurgicales et spéciales, en discutant ensemble sur chaque cas particulier, et en se traçant une ligne de conduite rationnelle, basée sur leurs succès ou insuccès antérieurs, ils arriveront peut-être à poser quelques jalons d'espoir sur la triste et lamentable route des cancéreux. » (Docteur Barjon, *Lyon Médical*, mars 1907.)

CONCLUSIONS

I. — La radiothérapie à elle seule ne peut pas être considérée comme une médication spécifique du cancer.

II. — La radiothérapie est au premier rang des moyens palliatifs à opposer au cancer du sein.

III.— Toutes tumeurs primitive ou récidive, *opérables*, devront être opérées, puis l'on fera de la radiothérapie *post-opératoire*.

IV. — Toute tumeur ou récidive, *inopérables*, seront néanmoins soumises à l'influence des rayons X.

V. — On pourra essayer de faire inciser les tumeurs ou récidives, *inopérables*, avant de faire agir les rayons X, pour diminuer les chances d'intoxication et de généralisation.

BIBLIOGRAPHIE

BARNEY. — (Journal of the American med. Association, juin 1903.)

BARBARIN. — A propos de la radiothérapie dans le cancer. (Presse méd., 7 juillet 1906.)

BÉCLÈRE. — Note sur la radiothérapie appliquée aux néoplasmes du sein. (Soc. de Chir., 30 nov. 1904.)

BERGONIÉ. — Effets des Rayons X dans le cancer du sein. (Gaz. hebd. des Sc. méd. de Bordeaux, 7 fév. 1904.)

BERGONIÉ. — Cas favorables de radiothérapie d'une tumeur maligne du sein. (Gaz. hebd. des Sc. méd. de Bordeaux, 22 mai 1904.)

BERGER (Hôpital Necker). — Les récidives des cancers du sein (Bull. méd., nov. 1905.)

BIRAUD. — Contribution au traitement des cancers par les Rayons X. (Sem. méd., 25 nov. 1903.)

CHAUFFARD. — Sur les conditions légales de l'emploi des Rayons Roentgen. (Bull. de l'Ac. de Méd. de Paris, 9 janv. 1906.)

CHAUFFARD et CORNIL. — Sur les conditions légales de l'emploi des Rayons Roentgen. Discussion. (Bull. de l'Ac. de Méd. de Paris, 16 janv. 1906.)

A. CLARK. — Effet des Rayons X sur un cas de carcinome chronique du sein. (British med. Journ., 9 juin 1901, p. 398.)

Lettre du Dr KESSER. — Etat actuel de la radiothérapie du cancer. (Congrès de Berlin, Sem. méd., mai 1905, p. 236.)

CORNIL et VIGOUROUX. — Sur le traitement des tumeurs du sein par les Rayons X et la quinine. Rapport. (Bull. de l'Ac. de Méd. de Paris, 23 juin 1903.)

Danlos. — Radiothérapie et épithélioma. (Soc. de Dermat. et Syphiligr.)

Douvre. — Du traitement de quelques néoplasmes par les Rayons X. (Th. de Lyon, 1904-1905.)

Djemil-Pacha. — Essais de traitement du cancer par les Rayons X. (Rev. de Chir., 1905.)

Mme Delaunay. — De la radiothérapie dans les cancers du sein. (Th. de Paris, 1905.)

Fatome. — Traitement des cancers superficiels et des cancers du sein par les Rayons X. (Th. de Bordeaux, 1903.)

Freund. — Sur la radiothérapie du cancer du sein. (Presse Méd., 1906.)

Gauthier (Lyon). — Traitement de diverses tumeurs par les Rayons X et par la méthode de l'histofluorescence. (Arch. prov. de Chir., 1904.)

Grubbe. — Les Rayons X dans le traitement du cancer et d'autres affections malignes. (Saint-Louis Méd. Review, 8 nov. 1902. Analyse dans les Annales d'Electro-biologie, 1902.)

Lassar. — Récidive inopérable de cancer du sein guérie par les Rayons X. (Soc. de Méd. Berl., 14 déc. 1904.)

Haret. — Quelques symptômes d'apparence toxémique présentés au cours du traitement radiothérapique par trois malades atteintes de cancer du sein non ulcéré. (Sem. Méd., mars 1905, p. 100.)

Johnston. — Traitement du cancer du sein. (Anal. dans la Presse Méd., 6 déc. 1905.)

Morton. — Cinq cas de cancers du sein traités par les Rayons X. (Méd. Record, 30 mai 1903. Arch.d'élect. méd., 15 sept. 1903, p. 577.)

Mondain. — Un cas de cancer du sein guéri par les Rayons X. (Arch. d'élect. méd., 15 sept. 1903, p. 551.)

Oudin. — A propos des généralisations provoquées par la radiothérapie. (Soc. de Dermat. et Syphiligr., 15 mars 1906.)

Oudin. — Infections cancéreuses rapides par la radiothérapie. (Ann. d'Élect., 1904, Sem. Méd., 1904, p. 78.)

Bisséré. — A propos du cas de M. Oudin. (Sem. Méd., 1904, p. 148.)

Pautrier. — Que peut-on attendre à l'heure actuelle de la radiothérapie dans le traitement du cancer? (Bull. Méd., avril 1905.)

Péraire. — A propos de la radiothérapie dans le cancer. (Pr. Méd., 7 juillet 1906.)

Perther (de Leipzig). — De l'influence des Rayons X sur les tissus épithéliaux, principalement sur le cancer. (Sem. Méd., 10 juin 1903, p. 185.)

Perther (de Leipzig). — La radiothérapie du cancer. (Sem. Méd., 1904, p. 116.)

Pautrier. — Note sur l'histologie des tissus néoplasiques traités par les Rayons X. (Soc. Dermatol. et Syphiligr., 15 mars 1906.)

Sprecher. — Un cas de cancer guéri par les Rayons X. (Ann. d'Élect., 1903.)

Tuffier. — Radiothérapie des cancers. (Sem. Méd., 1904, p. 341.)

Tuffier et Haret. — Épithélioma du sein ulcéré, non opéré, traité par la radiothérapie. Guérison de l'ulcération, propagation profonde. (Soc. de Chir. de Paris, 1er mars 1905.)

Villard. — Cancer du sein traité par les Rayons X. (Soc. nat. de Méd. de Lyon, 24 oct. 1904.)

Walther. — Modifications produites par la radiothérapie dans deux cancers du sein. (Soc. de Chir. de Paris, 27 février 1907.)

Ellis. — (The American Journal of the médical Sciences, janv. 1903).

Shattock. — British med. Journ., déc. 1902.)

Tousey. — Cancer du sein d'un homme guéri par les Rayons Roentgen. (Médical Record, 29 juillet 1905.)

Mikulicz und Fittig. — Sur un cancer du sein guéri par les Rayons de Roentgen. (Beitraege zur klinischen Chirurg., 1903, p. 676.)

Freund. — Contribution à la radiothérapie des néoplasmes malins. (Wiener Medischiniche Wochenschrift, 30 septembre 1905, n° 40.)

Williams. — Les Rayons X dans le traitement du cancer. (Lancet, 4 nov. 1905.)

COLEY. — L'état actuel du traitement des tumeurs malignes par les Rayons X. (Analyse dans Arch. d'élect. méd., 15 oct. 1903, p. 637. Med. Record, 21 mars 1903, p. 441.)

BELOT. — La radiothérapie, son application aux affections cutanées. (Th. de Paris, 1903-1904.)

BISSÉRIÉ, SABOURAND, BÉCLÈRE, DARIER. — Inefficacité de la radiothérapie dans les cancers profonds. (Soc. Dermatol. et Syphiligr., 1er déc. 1904. Sem. Méd., 7 déc. 1904, p. 398.)

MORELLE. — Action des Rayons X sur les néoplasmes. (Arch. d'élect. méd., 10 juin 1904, p. 436.)

5208 — Imp. Réunies, rue Rachais, 8, Lyon.

www.ingramcontent.com/pod-product-compliance
Ingram Content Group UK Ltd.
Pitfield, Milton Keynes, MK11 3LW, UK
UKHW031944260826
14628UKWH00004B/1840

9 782019 656980